BEI GRIN MACHT SICH IHR WISSEN BEZAHLT

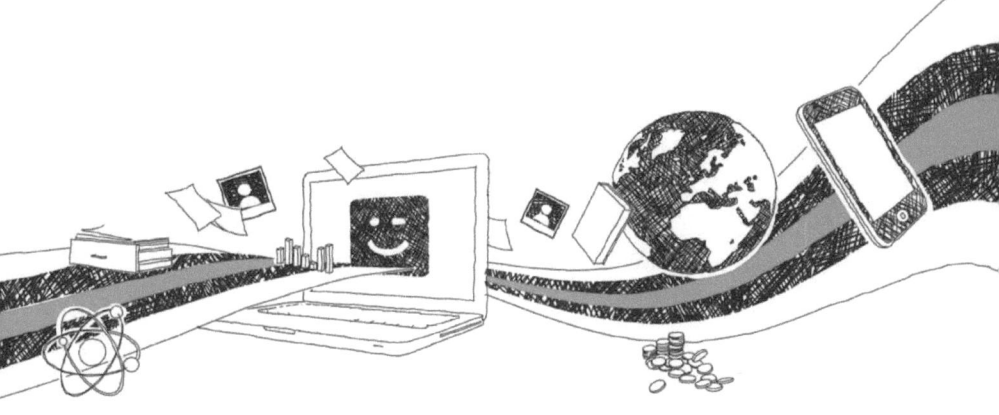

- Wir veröffentlichen Ihre Hausarbeit, Bachelor- und Masterarbeit

- Ihr eigenes eBook und Buch - weltweit in allen wichtigen Shops

- Verdienen Sie an jedem Verkauf

Jetzt bei www.GRIN.com hochladen und kostenlos publizieren

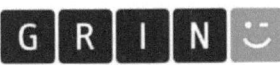

Bibliografische Information der Deutschen Nationalbibliothek:

Die Deutsche Bibliothek verzeichnet diese Publikation in der Deutschen National-
bibliografie; detaillierte bibliografische Daten sind im Internet über http://dnb.d-
nb.de/ abrufbar.

Impressum:

Copyright © 2018 GRIN Verlag
Druck und Bindung: Books on Demand GmbH, Norderstedt Germany
ISBN: 9783668645349

Dieses Buch bei GRIN:

https://www.grin.com/document/388684

Anonym

Aus der Reihe: e-fellows.net stipendiaten-wissen

e-fellows.net (Hrsg.)

Band 2691

Konformitätsbewertungsverfahren gemäß der Verordnung 2017/745 des Europäischen Parlaments und des Rates über Medizinprodukte

GRIN Verlag

GRIN - Your knowledge has value

Der GRIN Verlag publiziert seit 1998 wissenschaftliche Arbeiten von Studenten, Hochschullehrern und anderen Akademikern als eBook und gedrucktes Buch. Die Verlagswebsite www.grin.com ist die ideale Plattform zur Veröffentlichung von Hausarbeiten, Abschlussarbeiten, wissenschaftlichen Aufsätzen, Dissertationen und Fachbüchern.

Besuchen Sie uns im Internet:

http://www.grin.com/

http://www.facebook.com/grincom

http://www.twitter.com/grin_com

Medizininformatik Seminar

Konformitätsbewertungsverfahren

gemäß der Verordnung 2017/745 des Europäischen Parlaments
und des Rates über Medizinprodukte

Studiengang:
Medizininformatik PO2011

Abgabedatum:
26.01.2018

FACHBEREICH IMST

Inhaltsverzeichnis

Abbildungsverzeichnis

Abkürzungsverzeichnis

DIN	Deutsches Institut für Normung e.v.
EN	Europäische Norm
ISO	International Organization for Standardization)
MPG	Medizinproduktegesetz
MPV	Medizinprodukte-Verordnung
MDD	Medical Device Directive (Richtlinie über Medizin-produkte)
MDR	Medical Device Regulation (EU - Medizinprodukte-Verordnung)
QMS	Qualitätsmanagementsystem

1. Einleitung

Medizinprodukte, die in den europäischen Markt eingeführt werden, müssen den grundlegenden Anforderungen der europäischen Richtlinien genügen. Die Hersteller sind dazu verpflichtet, die Konformität ihrer Produkte mit einem geeigneten Konformitätsbewertungsverfahren nachzuweisen, um somit die notwendige CE-Kennzeichnung zu erlangen. Auf Grund einer neuen Verordnung, die im Mai 2017 in Kraft trat, entstanden einige Änderungen bzgl. der Anforderungen der bisherigen Richtlinien. Als Folge dessen intensiviert sich die Komplexität bezüglich der CE-Konformitätskennzeichnung.

1.1 Zielsetzung

Ziel dieser Arbeit ist es, die Komplexität ausgewählter Konformitätsbewertungsverfahren zu reduzieren, indem diese anhand eines praxisnahen Beispiels erläutert werden. Dazu bedient sich die Autorin den Erkenntnissen des Medizinprodukterechts und des Qualitätsmanagements. Diese Arbeit befasst sich mit der neuen Verordnung (EU) 2017/745 des Europäischen Parlaments und des Rates über Medizinprodukte. Die Verordnung (EU) 2017/746 über In-vitro-Diagnostika findet in dieser Arbeit keine Berücksichtigung, da dies den Rahmen übersteigen würde.

Unter diesem Ziel lassen sich folgende Teilziele subsumieren:

- Reduzierung der Komplexität ausgewählter Konformitätsbewertungsverfahren
  - o Schaffung einer einheitlichen Wissensbasis
  - o Beschreibung von Konformitätsbewertungsverfahren
  - o Anwendung eines ausgewählten Konformitätsbewertungsverfahrens anhand eines Medizinproduktes

1.2 Aufbau der Arbeit

Zu Beginn der Arbeit werden die Grundlagen des Medizinprodukterechts sowie des Qualitätsmanagements erläutert. Hierzu werden grundlegende Begrifflichkeiten definiert. Ebenso wird auf die bisherige als auch auf die neue Rechtslage eingegangen. Diesbezüglich werden die wichtigsten Änderungen aufgezeigt. In Kapitel 3 der Arbeit werden ausgewählte Konformitätsbewertungsverfahren beschrieben. Im darauffolgenden Kapitel wird anhand eines praxisnahen Beispiels erläutert, welche Prozesse Medizinprodukte durchlaufen, um am Markt eingeführt werden zu dürfen.

2. Grundlagen

In diesem Kapitel wird eine einheitliche Wissensbasis zwischen Autor und Leser geschaffen, indem die in dieser Arbeit verwendeten Begrifflichkeiten definiert werden. Darauffolgend wird eine vereinfachte Form des Medizinprodukterechts bzw. des Qualitätmanagements dargestellt.

2.1 Medizinprodukterecht

In der Verordnung 2017/745 des Europäischen Parlaments und des Rates über Medizinprodukte (Verordnung 2017/745) werden Medizinprodukte wie folgt definiert: „... ein Instrument, einen Apparat, ein Gerät, eine Software, ein Implantat, ein Reagenz, ein Material oder einen anderen Gegenstand, das dem Hersteller zufolge für Menschen bestimmt ist und allein oder in Kombination einen oder mehrere ... spezifische medizinische Zwecke erfüllen soll"[1].

Eine „Konformitätsbewertungsstelle bezeichnet eine Stelle, die Konformitätsbewertungstätigkeiten einschließlich Kalibrierungen, Prüfungen, Zertifizierungen und Kontrollen durchführt und dabei als Drittpartei tätig wird"[2]. Wenn die Konformitätsbewertungsstelle gemäß der Verordnung 2017/745 benannt wurde, wird sie als Benannte Stelle bezeichnet.[3]

Vor dem 25. Mai 2017 galten in Europa drei Richtlinien zur Definition der rechtlichen Rahmenbedingungen für Medizinprodukte:

- Richtlinie 93/42/EWG über Medizinprodukte (englisch Medical Device Directive – MDD)

---

[1] Europäische Union (05. Mai 2017). Verordnung (EU) 2017/745 des Europäischen Parlaments und des Rates. Amtsblatt der Europäischen Union. Luxemburg: Amt für Veröffentlichungen der Europäischen Union, Kapitel I, Artikel 2, Satz 1.

[2] Europäische Union (05. Mai 2017). Verordnung (EU) 2017/745 des Europäischen Parlaments und des Rates. Amtsblatt der Europäischen Union. Luxemburg: Amt für Veröffentlichungen der Europäischen Union, Kapitel I, Artikel 2, Satz 41.

[3] Vgl. Europäische Union (05. Mai 2017). Verordnung (EU) 2017/745 des Europäischen Parlaments und des Rates. Amtsblatt der Europäischen Union. Luxemburg: Amt für Veröffentlichungen der Europäischen Union, Kapitel I, Artikel 2, Satz 42.

Stephanie Schmickler

- Richtlinie 98/79/EG über In-vitro-Diagnostika (IVDD)
- Richtlinie 90/385/EWG über aktive implantierbare medizinische Geräte (AIMDD)

Aus der MDD ergaben sich vier wesentliche Anforderungsbereiche, die in harmonisierten europäischen Normen festgehalten wurden:

- EN ISO 13485 Medizinprodukte – Qualitätsmanagementsysteme – Anforderungen für regulatorische Zwecke
- EN ISO 14971 Medizinprodukte – Anwendung des Risikomanagements auf Medizinprodukte
- EN 62304 Medizingeräte-Software – Software-Lebenszyklus-Prozesse
- EN 62366 Medizinprodukte – Teil 1: Anwendung der Gebrauchstauglichkeit auf Medizinprodukte

Die Richtlinien mussten von den EU Mitgliedsstaaten in nationales Recht umgesetzt werden. In Deutschland erfolgte dies durch das Medizinproduktegesetz (MPG).[4]

Die Verordnung 2017/745 über Medizinprodukte sowie die Verordnung 2017/746 über In-vitro-Diagnostika sind am 25. Mai 2017 in Kraft getreten und werden nach einer Übergangzeit von drei bzw. fünf Jahren die zuvor genannten Richtlinien ersetzen. Die Verordnungen müssen nicht in nationales Recht umgesetzt werden und ersetzten somit das Deutsche MPG, dennoch werden Anpassungen des nationalen Medizinprodukterechts erforderlich sein.[5]

---

[4] Vgl. Madzar, G. (26. April 2015). MDD, MPG und Co. Abgerufen am 04. Januar 2018 von Medtech-Ingenieur.de: http://medtech-ingenieur.de/mdd-mpg-und-co/.

[5] Vgl. Bundesministerium für Gesundheit. (13. September 2017). Neue EU-Verordnungen. Abgerufen am 03. Januar 2018 von bundesgesundheitsministerium.de: https://www.bundesgesundheitsministerium.de/themen/gesundheitswesen/medizinprodukte/marktzugangsvoraussetzungen.html.

Stephanie Schmickler

Die wichtigsten Änderungen hinsichtlich der Konformitätsbewertungsverfahren sind neue Klassifizierungsregeln u.a. für Software sowie ein zusätzliches Kontrollverfahren durch ein Expertengremium. Dieses wird für die Konformitätsbewertung von Medizinprodukten mit hohem Risiko von der Benannten Stelle hinzugezogen. Das zuvor genannte Expertengremium setzt sich aus benannten Personen der Mitgliedstaaten aufgrund ihres Fachwissens im Bereich Medizinprodukte zusammen. Dieses Expertengremium, auch als Koordinierungsgruppe Medizinprodukte bezeichnet, hat eine beratende und unterstützende Funktion.[6]

Medizinprodukte werden entsprechend bestimmter Klassifizierungsregeln nach zunehmender Gefährdung in vier Klassen unterteilt:

- Klasse I   (z.B. Verbandsmaterial)

- Klasse IIa   (z.B. Hörgeräte)

- Klasse IIb   (z.B. Infusionspumpen)

- Klasse III   (z.B. Herzklappen)[7]

Auf die in der Verordnung 2017/745 aufgeführten Klassifizierungsregeln wird in dieser Arbeit nicht näher eingegangen. Gemäß der Risikoklasse eines Medizinproduktes wird ein geeignetes Konformitätsbewertungsverfahren gewählt, um die CE-Kennzeichnung zu erwerben. Mit dieser gewährleistet der Hersteller, vornehmlich unter Beteiligung einer Benannten Stelle, dass sein Produkt den festgelegten Anforderungen der Verordnung

---

[6] Vgl. Europäische Union (05. Mai 2017). Verordnung (EU) 2017/745 des Europäischen Parlaments und des Rates. Amtsblatt der Europäischen Union. Luxemburg: Amt für Veröffentlichungen der Europäischen Union, I(Gesetzgebungsakte), Satz 82.
[7] Vgl. Unruh, D.-P. P., & Zeller, D.-I. H.-W. (1996). CE-Kennzeichnung von Medizinprodukten. Berlin: VDE-Verlag GmbH, Kapitel 8.5, Seite 46.

Stephanie Schmickler

2017/745 oder anderen Rechtsvorschriften der Union über die Anbringung der Kennzeichnung entspricht.[8]

2.2 Qualitätsmanagement

Markgraf definiert Qualität als Übereinstimmung von Leistungen mit Ansprüchen, hierbei können Ansprüche von Kunden, Verwendern (Konsumenten/Produzenten), Händlern und Herstellern geltend gemacht werden.[9]

Das Qualitätsmanagement schließt die Planung, Steuerung und Überwachung der Qualität eines Prozesses bzw. dessen Ergebnisses ein. Somit umfasst es die Qualitätsplanung, -lenkung, -prüfung, -verbesserung und Qualitätssicherung.[10]

Ein Qualitätsmanagement-System (QMS) sorgt dafür, dass Organisationsstrukturen, Verantwortlichkeiten, Verfahren, Prozesse und die erforderlichen Mittel, die für die Verwirklichung eines Qualitätsmanagements notwendig sind, sichergestellt werden. Somit muss ein QMS von der Leitung einer Einrichtung gewollt, implementiert und mit den nötigen Ressourcen ausgestaltet sein.[11]

Um ein Medizinprodukt auf den Markt zu etablieren ist ein QMS unerlässlich. Neben den Anforderungen an ein QMS der Verordnung 2017/745 sind in der DIN EN ISO 13485 Medizinprodukte – Qualitätsmanagement-

---

[8] Vgl. Europäische Union (05. Mai 2017). Verordnung (EU) 2017/745 des Europäischen Parlaments und des Rates. Amtsblatt der Europäischen Union. Luxemburg: Amt für Veröffentlichungen der Europäischen Union, Kapitel I, Artikel 2, Satz 43.

[9] Vgl. Markgraf, P. D. (o.J.). Qualität. (S. Gabler, Herausgeber) Abgerufen am 05. Januar 2018 von wirtschaftslexikon.gabler.de: http://wirtschaftslexikon.gabler.de/Archiv/55799/qualitaet-v7.html.

[10] Vgl. Voigt, P. D.-I. (o.J.). Total Quality Management (TQM). Abgerufen am 05. Januar 2018 von wirtschaftslexikon.gabler.de: http://wirtschaftslexikon.gabler.de/Archiv/73551/total-quality-management-tqm-v6.html.

[11] Vgl. Ärztliches Zentrum für Qualität in der Medizin. (05. November 2010). Definitionen und Konzepte des Qualitätsmanagements. Abgerufen am 05. Januar 2018 von aezq.de: http://www.aezq.de/aezq/kompendium_q-m-a/2-definitionen-und-konzepte-des-qualitaetsmanagements/#2.5, Kapitel 2.3.

Stephanie Schmickler

systeme (ISO 13485) weitere Anforderungen festgehalten. Die ISO 13485 ist eine eigenständige Norm, die auf der DIN EN ISO 9001 aufbaut.

Die Fassung der ISO 13485:2016 enthält im Vergleich zur vorrangegangenen Version einige Neuerungen, die bis 2019 umgesetzt werden müssen. Die Anforderungen der Norm umfassen folgende Themen:

- Anwendungsbereich
- Qualitätsmanagement-System
- Verantwortung der Leitung
- Management von Ressourcen
- Produktrealisierung
- Messung, Analyse und Verbesserung[12]

Ein wichtiges Instrument der Messung, Analyse und Verbesserung ist der PDCA-Zyklus nach William E. Deming. Der kontinuierliche Verbesserungsprozess eines Unternehmens wird mittels zyklischen Durchlaufens des Regelkreises möglich.[13]

---

[12] Vgl. Deutsches Institut für Normung e.V. (Juli 2017). DIN EN ISO 13485 Berichtigung 1:2017-07. Abgerufen am 05. Januar 2018 von beuth.de: https://www.beuth.de/de/fachdaten-einzelsicht/wdc-beuth:din21:274250130/toc-2677030/download.
[13] Bundesministerium für Bildung und Forschung. (o.J.). Qualitätsmanagementsystem (QMS). Abgerufen am 05. Januar 2018 von medizintechnologie.de: https://www.medizintechnologie.de/innovationslotse/experteninhalt/qualitaetsmanagementsystem-qms/.

Stephanie Schmickler

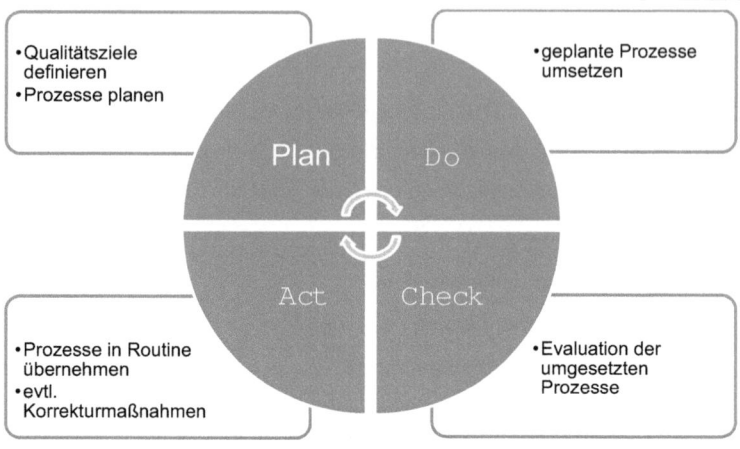

Abbildung 1: PDCA-Zyklus[14]

In der ISO 13485:2016 ist das Risikomanagement von grundlegender Bedeutung. Grundlage des Risikomanagements der ISO 13485:2016 ist die ISO 14971 Anwendung des Risikomanagements auf Medizinprodukte. Es ist ein kontinuierlicher Prozess, der während des gesamten Lebenszyklus eines Produkts regelmäßig und systematisch aktualisiert werden muss. Hersteller sind verpflichtet, für jedes Produkt einen Risikomanagement-Plan festzulegen und zu dokumentieren. In diesem werden unter anderem bekannte und vorhersehbare Gefährdungen, die mit dem Produkt verbunden sind, eruiert und analysiert. Ferner müssen das Gesamtrisiko, das Nutzen-Risiko-Verhältnis und die Risikoakzeptanz bewertet und erforderlichenfalls angepasst werden.[15]

---

[14] Eigene Darstellung in Anlehnung an: Bundesministerium für Bildung und Forschung. (o.J.). Qualitätsmanagementsystem (QMS). Abgerufen am 05. Januar 2018 von medizintechnologie.de: https://www.medizintechnologie.de/innovationslotse/experteninhalt/qualitaetsmanagementsyste m-qms/.
[15] Vgl. Europäische Union (05. Mai 2017). Verordnung (EU) 2017/745 des Europäischen Parlaments und des Rates. Amtsblatt der Europäischen Union. Luxemburg: Amt für Veröffentlichungen der Europäischen Union, Anhang I, Kapitel I, Satz 3.

Stephanie Schmickler

Es ist unerlässlich, das QMS eines Unternehmens von einer Benannten Stelle zertifizieren zu lassen. Dafür muss der Hersteller einen Antrag zur Bewertung seines QMS stellen. Unter anderem beinhaltet der Antrag ein Qualitätshandbuch, welches alle Anforderungen, Vorkehrungen und Einzelheiten des QMS inkl. Qualitätssicherungsprogramme, -pläne und -berichte systematisch dokumentiert. Somit müssen Qualitätsziele des Herstellers, die Organisation des Unternehmens sowie Qualitätssicherungs- und Kontrolltechniken auf Ebene der Herstellung beschrieben und der Benannten Stelle Zugang zur technischen Dokumentation gewährt werden. Während der Zertifizierung prüft die Benannte Stelle, ob das QMS den Anforderungen der Verordnung 2017/745 oder der ISO 13485 entspricht. Bei Produkten der Klasse IIa oder höher wird neben der Bewertung des QMS ebenso eine Bewertung der technischen Dokumentation anhand einer Auswahl repräsentativer Produkte vorgenommen. Sofern das QMS diesen Anforderungen entspricht wird eine EU-Qualitätsmanagementbescheinigung ausgestellt. Nach der Zertifizierung ist die Benannte Stelle dazu verpflichtet, regelmäßige (min. alle 12 Monate) Audits durchzuführen. In diesen Audits wird überprüft, ob das genehmigte QMS ordnungsgemäß funktioniert und vor Ort umgesetzt wird. Mindestens alle fünf Jahre müssen am Standort des Herstellers unangekündigte Audits durchgeführt werden. Im Verlauf der Audits werden unter anderem Stichproben der Produkte auf Übereinstimmung mit der technischen Dokumentation geprüft. Bei Klasse III Produkten werden zudem die genehmigten Teile, die für die Unversehrtheit der Produkte unverzichtbar sind, geprüft. Der Hersteller ist darüber hinaus dazu verpflichtet, die Benannte Stelle über geplante Änderungen am QMS sowie die davon betroffenen Produkte zu informieren.[16]

---

[16] Vgl. Europäische Union (05. Mai 2017). Verordnung (EU) 2017/745 des Europäischen Parlaments und des Rates. Amtsblatt der Europäischen Union. Luxemburg: Amt für Veröffentlichun-
Stephanie Schmickler

3. Konformitätsbewertungsverfahren

Der Begriff Konformitätsbewertung wird vom Deutschen Institut für Normung e.v. wie folgt definiert: Konformitätsbewertung ist die „Darlegung, dass festgelegte Anforderungen bezogen auf ein Produkt, einen Prozess, ein System, eine Person oder eine Stelle erfüllt sind"[17]. In der aktuellen Verordnung 2017/754 wird der Begriff folgendermaßen definiert: „Konformitätsbewertung bezeichnet das Verfahren, nach dem festgestellt wird, ob die Anforderungen dieser Verordnung an ein Produkt erfüllt worden sind"[18].

Mit Anbringung des CE-Kennzeichens gewährleistet der Hersteller, dass das entsprechende Produkt die grundlegenden Anforderungen an Qualität, Sicherheit sowie technische und medizinische Leistungen erfüllt. Hierbei wird der Nachweis der technischen Leistung und Sicherheit in der technischen Dokumentation festgehalten. Zudem muss die medizinische Leistungsfähigkeit sowie ein positives Nutzen-Risiko-Verhältnis im Rahmen einer klinischen Bewertung belegt werden.[19]

Der Hersteller ist dazu verpflichtet, die zur Konformitätsbewertung gehörenden Unterlagen mindestens zehn Jahre, im Falle von implantierbaren Produkten mindestens 15 Jahre nach dem Inverkehrbringen des letzten Produkts für die zuständigen Behörden bereit zu halten.[20]

---

gen der Europäischen Union, Anhang IX, Kapitel I.

[17] Deutsches Institut für Normung e.V. (2005). DIN EN ISO/IEC 17000:2005 Konformitätsbewertung - Begriffe und allgemeine Grundlagen. Berlin: Beuth Verlag GmbH.

[18] Europäische Union (05. Mai 2017). Verordnung (EU) 2017/745 des Europäischen Parlaments und des Rates. Amtsblatt der Europäischen Union. Luxemburg: Amt für Veröffentlichungen der Europäischen Union, Kapitel I, Artikel 2, Satz 40.

[19] Vgl. Bundesministerium für Bildung und Forschung. (o.J.). Konformitätsbewertung durchführen. Abgerufen am 10. Januar 2018 von medizintechnologie.de: https://www.medizintechnologie.de/innovationslotse/zertifizierung/konformitaets-bewertung-initiieren/?zoom=3&center=-217.5~262.5.

[20] Vgl. Europäische Union (05. Mai 2017). Verordnung (EU) 2017/745 des Europäischen Parlaments und des Rates. Amtsblatt der Europäischen Union. Luxemburg: Amt für Veröffentlichungen der Europäischen Union, Anhang IX, Kapitel III.

Stephanie Schmickler

3.1 EU-Konformitätserklärung

Mittels der Konformitätserklärung gewährleistet der Hersteller, dass sein Produkt den Anforderungen der Verordnung 2017/745 sowie alle anderen für das Produkt geltenden Rechtsvorschriften der Union entspricht. Unter Anhang IV der Verordnung 2017/745 sind alle Angaben gelistet, die eine Konformitätserklärung beinhalten muss. Die EU-Konformitätserklärung wird vom Hersteller erstellt und laufend aktualisiert.[21]

3.2 Konformitätsbewertung auf der Grundlage eines Qualitätsmanagementsystems und einer Bewertung der technischen Dokumentation

Die Umsetzung dieses Konformitätsbewertungsverfahrens beinhaltet zwei Themengebiete, zum einen das Qualitätsmanagementsystem und zum anderen die Bewertung der technischen Dokumentation. Entscheidet sich der Hersteller für dieses Konformitätsbewertungsverfahren, richtet er ein wie zuvor beschriebenes QMS ein. Zusätzlich muss der Hersteller einen Antrag auf Bewertung der technischen Dokumentation stellen, welche er gemäß Anhang II und III der Verordnung 2017/745 erstellt. Bei der Bewertung der technischen Dokumentation werden insbesondere die Daten der klinischen Bewertung überprüft. Zu diesem Zweck werden von der Benannten Stelle externe klinische Experten eingesetzt. Die Benannte Stelle überprüft in diesem Zusammenhang die Angemessenheit des klinischen Nachweises sowie die Ergebnisse hinsichtlich der Konformität der grundlegenden Sicherheits- und Leistungsanforderungen. Falls das Produkt den Bestimmungen der Verordnung 2017/745 entspricht, wird eine EU-Bescheinigung über die Bewertung der technischen Dokumentation zuzüglich eines Berichts über die Bewertung von der Benannten Stelle aus-

---

[21] Vgl. Europäische Union (05. Mai 2017). Verordnung (EU) 2017/745 des Europäischen Parlaments und des Rates. Amtsblatt der Europäischen Union. Luxemburg: Amt für Veröffentlichungen der Europäischen Union, Kapitel II, Artikel 19.

Stephanie Schmickler

gehändigt. Unter Anhang IX, Kapitel II, Satz 5 werden zusätzlich besonde-
re Verfahren für die Bewertung bestimmter Produkte aufgezeigt.[22]

3.3 Konformitätsbewertung auf der Grundlage einer Baumusterprüfung

In diesem Verfahren prüft die Benannte Stelle, ob ein Produkt inklusive
der technischen Dokumentation, der Prozesse während des Lebenszyklus
sowie ein repräsentatives Exemplar (Baumuster) des geplanten Medizinproduktes den Anforderungen der Verordnung 2017/745 entspricht. Diesbezüglich bewertet die Benannte Stelle die technische Dokumentation und
ob das Baumuster in Übereinstimmung mit dieser hergestellt wurde. Wie
bei dem zuvor beschriebenen Konformitätsbewertungsverfahren wird hier
ebenfalls der klinische Bewertungsbericht überprüft. Die Benannte Stelle
fertigt einen EU-Baumusterprüfbericht über ihre Ergebnisse der durchge-
führten Bewertungen und Prüfungen an. Entspricht das Baumuster den
Anforderungen der Verordnung 2017/745 wird eine EU-
Baumusterprüfbescheinigung ausgestellt. Geplante Änderungen am genehmigten Produkt müssen wie zuvor erwähnt von der Benannten Stelle
genehmigt werden.[23]

3.4 Konformitätsbewertung auf der Grundlage einer Produktkonformitätsprüfung

Dieses Konformitätsbewertungsverfahren wird angewandt, um eine Übereinstimmung des Produktes mit einem Baumuster zu gewährleisten. Dieses Baumuster bedarf einer EU-Baumusterprüfbescheinigung. Das zu

---

[22] Vgl. Europäische Union (05. Mai 2017). Verordnung (EU) 2017/745 des Europäischen Parlaments und des Rates. Amtsblatt der Europäischen Union. Luxemburg: Amt für Veröffentlichungen der Europäischen Union, Anhang IX.
[23] Vgl. Europäische Union (05. Mai 2017). Verordnung (EU) 2017/745 des Europäischen Parlaments und des Rates. Amtsblatt der Europäischen Union. Luxemburg: Amt für Veröffentlichungen der Europäischen Union, Anhang X.

überprüfende Produkt muss dahingehend den Anforderungen der Verordnung 2017/745 genügen. Zu diesem Zweck kann der Hersteller zwischen
zwei Verfahren optional wählen. Zum einen das Verfahren zur Produktionsqualitätssicherung und zum anderen das Verfahren zur Produktprüfung. Bei der Produktionsqualitätssicherung wendet der Hersteller ein ge-
nehmigtes QMS an. Es wird eine EU-Konformitätserklärung erstellt, welche gewährleistet, dass das betreffende Produkt sowie das QMS mit dem
in der EU-Baumusterprüfbescheinigung beschriebenen Baumuster sowie
den Anforderungen der Verordnung 2017/745 übereinstimmt. Entspricht
das QMS den Anforderungen, stellt die Benannte Stelle eine EU-
Qualitätssicherungsbescheinigung aus. Bei Produkten der Klasse IIa gewährleistet der Hersteller mit der EU-Konformitätserklärung, dass das betreffende Produkt mit der technischen Dokumentation und den Anforderungen der Verordnung 2017/745 übereinstimmt. Zur Bewertung überprüft
die Benannte Stelle eine repräsentative Stichprobe. Stimmen die Ergebnisse der Bewertung mit den Anforderungen überein, stellt die Benannte
Stelle eine Bescheinigung gemäß Anhang XI Teil A aus. [24]

Entscheidet sich der Hersteller für das Verfahren zur Produktprüfung, gewährleistet dieser mit der Ausstellung einer EU-Konformitätserklärung
nach Prüfung jedes hergestellten Produkts, dass die Produkte dem in der
EU-Baumusterprüfbescheinigung beschriebenen Baumuster und den Anforderungen der Verordnung 2017/745 entsprechen. Dazu wird vor Beginn
der Herstellung eine Dokumentation erstellt, in der die angewandten Her-
stellungsverfahren festgelegt werden. Die Benannte Stelle prüft durch
Kontrolle und Erprobung jedes einzelnen Produkts die Konformität mit
dem in der EU-Baumusterprüfbescheinigung beschriebenen Baumuster
sowie den Anforderungen der Verordnung 2017/745. Bestätigt die Be-

---

[24] Vgl. Europäische Union (05. Mai 2017). Verordnung (EU) 2017/745 des Europäischen Parlaments und des Rates. Amtsblatt der Europäischen Union. Luxemburg: Amt für Veröffentlichungen der Europäischen Union, Anhang XI, Teil A.

Stephanie Schmickler

nannte Stelle die Übereinstimmung, stellt sie eine EU-Produktprüfbescheinigung aus und bringt an jedem genehmigten Produkt ihre Kennnummer an. Bei Produkten der Klasse IIa gewährleistet der Hersteller mit der EU-Konformitätserklärung, dass das betreffende Produkt mit der technischen Dokumentation und den Anforderungen der Verordnung 2017/745 übereinstimmt. Bestätigt die Benannte Stelle die Konformität der betreffenden Produkte mit der technischen Dokumentation und den Anforderungen der Verordnung 2017/745, stellt sie eine Bescheinigung gemäß Anhang XI Teil B aus.[25]

---

[25] Vgl. Europäische Union (05. Mai 2017). Verordnung (EU) 2017/745 des Europäischen Parlaments und des Rates. Amtsblatt der Europäischen Union. Luxemburg: Amt für Veröffentlichungen der Europäischen Union, Anhang XI, Teil B.

Stephanie Schmickler

4. Praxisnahe Darstellung

Um ein Medizinprodukt mit dem CE-Konformitätskennzeichen versehen zu dürfen, muss der Hersteller zu Beginn der Produktplanung die Zweckbestimmung definieren. Anschließend wird das Produkt einer der vier Risikoklassen zugeordnet sowie ein geeignetes Konformitätsbewertungsverfahren durchgeführt. Zudem muss das Produkt den grundlegenden Sicherheits- und Leistungsanforderungen einschließlich einer klinischen Bewertung der Verordnung 2017/745 genügen.[26]

In diesem Kapitel wird exemplarisch eine Zahnkrone beschrieben. Anschließend wird anhand der Klassifizierungsregeln die entsprechende Risikoklasse bestimmt und ein geeignetes Konformitätsbewertungsverfahren gewählt.

Aus dem nachfolgenden Flussdiagramm kann entnommen werden, welches Konformitätsbewertungsverfahren der jeweiligen Risikoklasse zugeschrieben ist.

---

[26] Vgl. Europäische Union (05. Mai 2017). Verordnung (EU) 2017/745 des Europäischen Parlaments und des Rates. Amtsblatt der Europäischen Union. Luxemburg: Amt für Veröffentlichungen der Europäischen Union.

Stephanie Schmickler

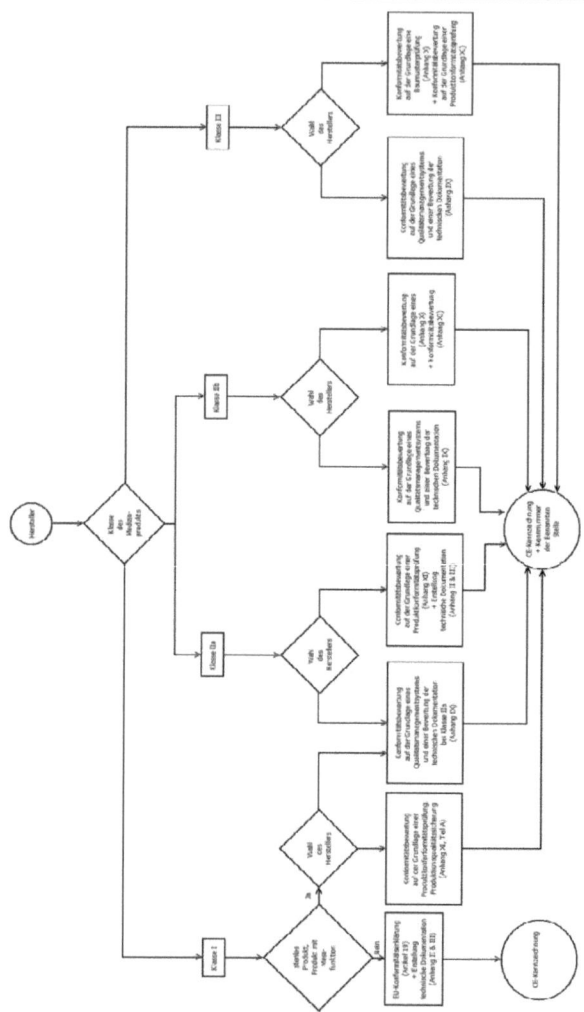

Abbildung 2: Schema Konformitätsbewertungsverfahren[27]

[27]Eigene Darstellung in Anlehnung an: Europäische Union (05. Mai 2017). Verordnung (EU) 2017/745 des Europäischen Parlaments und des Rates. Amtsblatt der Europäischen Union. Luxemburg: Amt für Veröffentlichungen der Europäischen Union, Kapitel V, Abschnitt 2, Artikel 52.

Stephanie Schmickler

4.1 Beschreibung einer Zahnkrone als Praxisbeispiel

Die folgende Abbildung zeigt, dass die natürliche Zahnkrone der obere, im Mund sichtbare Teil eines Zahns ist. Im Inneren der Zahnkrone liegt das Dentin, welches vom Zahnschmelz ummantelt ist.

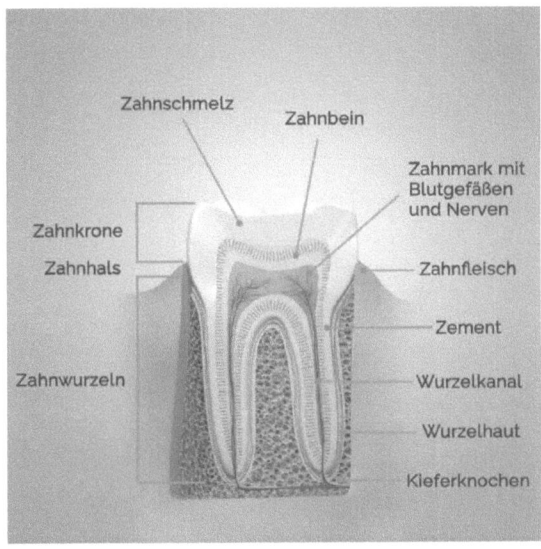

Abbildung 3: Aufbau eines Zahns[28]

Sofern eine großflächige Zerstörung der natürlichen Krone vorliegt ist eine künstliche Krone notwendig. Der geschädigte Zahn wird präpariert, um die künstliche Krone wie eine Kappe über die ehemalige natürliche Krone zu stülpen. Somit ist der Zahn vor weiteren Beschädigungen geschützt und die Kaufunktion wiederhergestellt. Zahnkronen können nach verschiedenen Aspekten unterteilt werden. Betreffend der Größe der zu ersetzenden Fläche des Zahnes werden Zahnkronen nach Vollkronen und

---

[28] ECDI Ratgeber. (o.J.). Zahnkronen. Abgerufen am 10. Januar 2018 von zahnimplantate.com: https://zahnimplantate.com/zahnersatz/zahnkrone/.

Stephanie Schmickler

Teilkronen unterteilt. Hinsichtlich des Materials lassen sich Metallkronen, Vollkeramikkronen und Verblendkronen unterscheiden. Je nach Kronenart sind Unterschiede in der Haltbarkeit, der Ästhetik, der Stabilität und der Art der Herstellung vorhanden.[29]

Die folgende Abbildung zeigt die beispielhafte Darstellung einer Vollkeramikkrone.

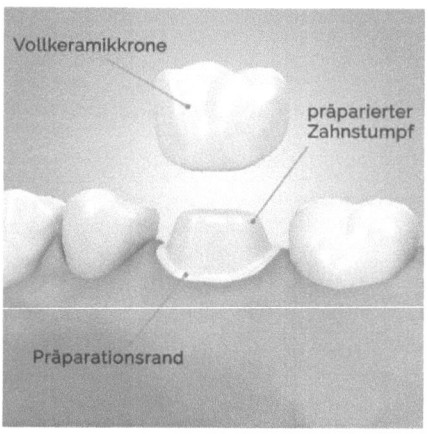

Abbildung 4: Beispiel einer Zahnkrone[30]

4.2 Zulassungsverfahren anhand des Beispiels einer Zahnkrone

Die Zweckbestimmung ist der erste Schritt der Produktplanung. Hier wird festgehalten, welches Produkt hergestellt werden soll und welchen Zweck es zu erfüllen hat. In diesem Beispiel ist das betreffende Produkt eine Zahnkrone. Für das Festlegen der Zweckbestimmung wird zuerst über-prüft, ob das Produkt laut Verordnung 2017/745 ein Medizinprodukt dar-

---

[29] Vgl. ECDI Ratgeber. (o.J.). Zahnkronen. Abgerufen am 10. Januar 2018 von zahnimplanta-te.com: https://zahnimplantate.com/zahnersatz/zahnkrone/.
[30] ECDI Ratgeber. (o.J.). Zahnkronen. Abgerufen am 10. Januar 2018 von zahnimplantate.com: https://zahnimplantate.com/zahnersatz/zahnkrone/.

Stephanie Schmickler

stellt. Eine Zahnkrone ist ein Gegenstand, der für den Menschen bestimmt ist. Dieser wird zur Kompensation von Verletzungen, in diesem Fall der beschädigte Zahnschmelz, verwendet. Somit gilt eine Zahnkrone als Medizinprodukt. Da Zahnkronen in der Mundhöhle eingesetzt werden und diese eine Körperöffnung ist, werden Zahnkronen als invasives Produkt bezeichnet. Sie werden durch einen klinischen Eingriff in den menschlichen Körper eingeführt und verbleiben dort. Als Folge dessen zählen sie ebenfalls zu den implantierbaren Produkten. Nach der Festlegung der Zweckbestimmung wird anhand der Klassifizierungsregeln in Anhang VIII eine Risikoklasse bestimmt. Hierfür wird als erstes die Dauer der Verwendung festgelegt. Da Zahnkronen über einen Zeitraum von mehr als 30 Tagen ununterbrochen angewandt werden, wird die Dauer der Verwendung als „Langzeitig" bezeichnet. In Kapitel III des Anhangs sind die einzelnen Klassifizierungsregeln festgehalten. Unter Satz 5. sind die Regeln für invasive Produkte aufgezeigt. Auf Zahnkronen treffen zwei dieser Regeln zu. Zum einen Regel 5 (Satz 5.1) welche besagt, dass invasive Produkte zur langzeitigen Anwendung in der Mundhöhle, die nicht von der Schleimhaut resorbiert werden können, der Klasse IIa zugeordnet werden. Zum anderen Regel 8 (Satz 5.4) nach der implantierbare Produkte, die in die Zähne implantiert werden, ebenfalls der Klasse IIa angehören.[31]

Im weiteren Verlauf des Zulassungsverfahrens stehen zwei Konformitätsbewertungsverfahren zur Auswahl. Einerseits die Konformitätsbewertung auf Grundlage eines Qualitätsmanagementsystems und einer Bewertung der technischen Dokumentation. Andererseits die Konformitätsbewertung auf Grundlage einer Produktkonformitätsprüfung in Kombination mit der Erstellung der technischen Dokumentation. Wird eines der Verfahren wie in Kapitel 3 beschrieben angewendet und genehmigt, darf die CE-

---

[31] Vgl. Europäische Union (05. Mai 2017). Verordnung (EU) 2017/745 des Europäischen Parlaments und des Rates. Amtsblatt der Europäischen Union. Luxemburg: Amt für Veröffentlichungen der Europäischen Union, Anhang VII.

Stephanie Schmickler

Kennzeichnung mit Kennnummer der Benannten Stelle auf der Verpackung der Zahnkrone angebracht werden. Somit wird kenntlich gemacht, dass das Produkt den grundlegenden Anforderungen an Qualität, Sicherheit sowie den medizinischen und technischen Leistungen genügt. Das Produkt kann nun in Verkehr gebracht werden.[32]

---

[32] Vgl. Europäische Union (05. Mai 2017). Verordnung (EU) 2017/745 des Europäischen Parlaments und des Rates. Amtsblatt der Europäischen Union. Luxemburg: Amt für Veröffentlichungen der Europäischen Union.

Stephanie Schmickler

5. Schlussbetrachtung

Im Rahmen der vorliegenden Arbeit wurden ausgewählte Konformitätsbewertungsverfahren praxisnah erläutert, um eine Komplexitätsreduzierung dieser Thematik zu generieren. Hierzu wurde eine einheitliche Wissensbasis geschaffen, diverse Konformitätsbewertungsverfahren analysiert und diese hinsichtlich eines Praxisbeispiels zur Zulassung eines Medizinproduktes angewandt.

5.1 Zusammenfassende Beurteilung

Mit der Verordnung 2017/745 des Europäischen Parlaments und des Rates über Medizinprodukte wird die Komplexität des Medizinprodukterechts gesteigert. Diese Arbeit zeigt ein vereinfachtes Modell des Medizinprodukterechts und der Konformitätsbewertungsverfahren auf, um Kenntnis und Verständnis der Zusammenhänge zu erleichtern. Zusammengefasst muss ein Medizinprodukt nach seiner Zweckbestimmung in eine Risikoklasse eingeordnet werden, um anschließend in einem geeigneten Konformitätsbewertungsverfahren die Übereinstimmung mit den grundlegenden Anforderungen an Qualität und Sicherheit zu belegen. Mittels der technischen Dokumentation wird der Nachweis der technischen Leistung und Sicherheit des Produktes erbracht und mit Hilfe der klinischen Bewertung wird ein positives Nutzen-Risiko-Verhältnis belegt, um schließlich die CE-Kennzeichnung an dem Produkt anbringen zu dürfen. Somit ist festzuhalten, dass ein Medizinprodukt von der Idee bis zum in Verkehr bringen viele Schritte durchlaufen muss.

6. Literaturverzeichnis

Ärztliches Zentrum für Qualität in der Medizin. (05. November 2010). *Definitionen und Konzepte des Qualitätsmanagements*. Abgerufen am 05. Januar 2018 von aezq.de: http://www.aezq.de/aezq/kompendium_q-m-a/2-definitionen-und-konzepte-des-qualitaetsmanagements/#2.5

Bundesamt für Sicherheit im Gesundheitswesen. (25. Januar 2016). *Konformitätsbewertung*. Abgerufen am 04. Januar 2018 von Bundesamt für Sicherheit im Gesundheitswesen AGES Medizinmarktaufsicht: https://www.basg.gv.at/medizinprodukte/fuer-hersteller-und-vertreiber/hersteller/konformitaetsbewertung/

Bundesministerium für Bildung und Forschung. (o.J.). *Konformitätsbewertung*. Abgerufen am 02. Januar 2018 von Medizintechnologie.de: https://www.medizintechnologie.de/innovationslotse/experteninhalt/konformitaetsbewertung/

Bundesministerium für Bildung und Forschung. (o.J.). *Konformitätsbewertung durchführen*. Abgerufen am 10. Januar 2018 von medizintechnologie.de: https://www.medizintechnologie.de/innovationslotse/zertifizierung/konformitaets-bewertung-initiieren/?zoom=3&center=-217.5~262.5

Bundesministerium für Bildung und Forschung. (o.J.). *Qualitätsmanagementsystem (QMS)*. Abgerufen am 05. Januar 2018 von medizintechnologie.de: https://www.medizintechnologie.de/innovationslotse/experteninhalt/qualitaetsmanagementsystem-qms/

Bundesministerium für Gesundheit. (13. September 2017). *Neue EU-Verordnungen.* Abgerufen am 03. Januar 2018 von bundesgesundheitsministerium.de: https://www.bundesgesundheitsministerium.de/themen/gesundheits wesen/medizinprodukte/marktzugangsvoraussetzungen.html

Deutsches Institut für Normung e.V. (2005). *DIN EN ISO/IEC 17000:2005 Konformitätsbewertung - Begriffe und allgemeine Grundlagen.* Berlin: Beuth Verlag GmbH.

Deutsches Institut für Normung e.V. (Juli 2017). *DIN EN ISO 13485 Berichtigung 1:2017-07.* Abgerufen am 05. Januar 2018 von beuth.de: https://www.beuth.de/de/fachdaten-einzelsicht/wdc-beuth:din21:274250130/toc-2677030/download

ECDI Ratgeber. (o.J.). *Zahnkronen.* Abgerufen am 10. Januar 2018 von zahnimplantate.com: https://zahnimplantate.com/zahnersatz/zahnkrone/

Madzar, G. (26. April 2015). *MDD, MPG und Co.* Abgerufen am 04. Januar 2018 von Medtech-Ingenieur.de: http://medtech-ingenieur.de/mdd-mpg-und-co/

Markgraf, P. D. (o.J.). *Qualität.* (S. Gabler, Herausgeber) Abgerufen am 05. Januar 2018 von wirtschaftslexikon.gabler.de: http://wirtschaftslexikon.gabler.de/Archiv/55799/qualitaet-v7.html

Union, E. (05. Mai 2017). Verordnung (EU) 2017/745 des Europäischen Parlaments und des Rates. *Amtsblatt der Europäischen Union.* Luxemburg: Amt für Veröffentlichungen der Europäischen Union.

Unruh, D.-P. P., & Zeller, D.-I. H.-W. (1996). *CE-Kennzeichnung von Medizinprodukten.* Berlin: VDE-Verlag GmbH.

Voigt, P. D.-I. (o.J.). *Total Quality Management (TQM).* Abgerufen am 05. Januar 2018 von wirtschaftslexikon.gabler.de:

http://wirtschaftslexikon.gabler.de/Archiv/73551/total-quality-management-tqm-v6.html

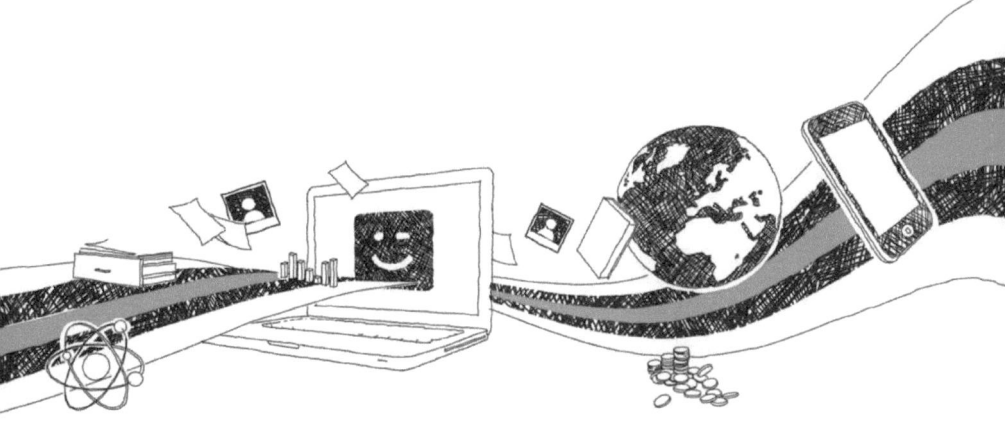
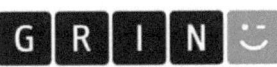